Dr PIERRE GIRARD
DE L'UNIVERSITÉ DE PARIS

Le Foie Diphtérique

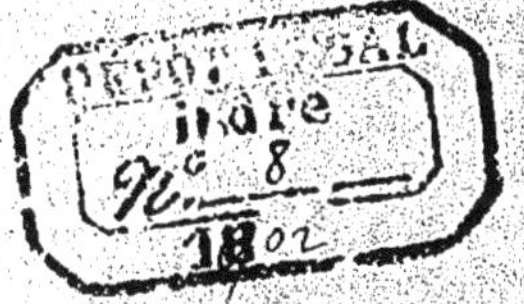

PARIS
Jules ROUSSET
36, RUE SERPENTE
1901

Dr Pierre GIRARD
DE L'UNIVERSITÉ DE PARIS

Le Foie Diphtérique

PARIS
Jules ROUSSET
36, Rue Serpente

1901

A MES MAITRES DANS LES HOPITAUX

MM. LES PROFESSEURS KIRMISSON,
LANDOUZY ET PINARD

MM. LES PROFESSEURS AGRÉGÉS RECLUS,
SCHWARTZ, FAURE, LEGRY

MM. SEVESTRE ET MERKLEN

Médecins des hôpitaux

A MON PRÉSIDENT DE THÈSE

M. LE PROFESSEUR LANDOUZY

Médecin de l'hôpital Laënnec
Membre de l'Académie de Médecine,
Chevalier de la Légion d'honneur.

AVANT-PROPOS

L'étude des déterminations hépatiques au cours des maladies infectieuses est une question à l'ordre du jour : à ce titre la diphtérie, maladie infectieuse spécifique, facile à reproduire expérimentalement et aujourd'hui bien connue dans son essence, constitue un excellent objet d'étude. Nous nous proposons dans ce travail de passer en revue les constatations faites par divers auteurs et de les comparer aux résultats de nos propres recherches.

Mais auparavant, c'est pour nous un devoir d'adresser à nos Maîtres dans les hôpitaux, à tous ceux qui nous ont guidé des conseils de leur expérience et de leur science, l'expression de notre vive gratitude.

Nous prions M. le professeur Landouzy de vouloir bien agréer l'hommage de notre reconnaissance pour l'honneur qu'il nous fait en acceptant la présidence de notre thèse.

Notre frère a été pour nous un guide précieux dans nos études, il a bien voulu, en nous donnant l'idée de ce travail, mettre à notre disposition les nombreux matériaux recueillis dans une année d'Internat au Pavillon de la diphtérie des Enfants-Malades et nous assister dans la rédaction de cette étude dont le meilleur lui appartient : nous sommes heureux de lui exprimer ici nos remerciements.

HISTORIQUE

Les altérations du foie dans la diphtérie avaient peu attiré l'attention des anciens auteurs. Garnier, Bricheteau, signalent l'aspect graisseux, congestionné du foie, Beau Verdeney la stéatose du foie à divers degrés dans 9 cas sur 26. Dans les articles classiques des dictionnaires on ne trouve que peu de renseignements et il faut arriver aux recherches de Bizzorero et de Œrtel pour rencontrer des indications plus précises. Ces lésions sont ensuite décrites par Katzenstein, Babès; Roux et Yersin dans leurs beaux travaux sur la toxine diphtérique en précisent la pathogénie. Puis viennent la thèse de Morel, les recherches de Hanot et de son élève Gastou, de Dubief et Brühl, Courmont, Doyon et Paviot, Teissier et Guinard. A l'étranger, il faut citer le travail intéressant de Baldissari sur les altérations nucléaires de la cellule hépatique sous l'influence de la toxine diphtérique; Barbacci donne du foie diphtérique une étude anatomo-pathologique, très précise et très documentée qui constitue à l'heure actuelle le travail le plus complet sur ce sujet. Citons encore les thèses de Claude et de Loisel, le remarquable travail de Théohari qui applique les méthodes de cytologie fine à l'étude anatomo-pathologique de la cellule hépatique, enfin le récent article de Klitine.

PATHOGÉNIE

Les altérations du foie au cours des maladies infectieuses restaient inexpliquées avant les recherches bactériologiques modernes. On se bornait à invoquer soit les altérations de la crase sanguine, soit avec Liebermeister l'hyperthermie des pyrexies. La découverte du bacille de la diphtérie par Lœffler, les recherches de Roux et Yersin sur les poisons solubles de ce microbe, d'autre part la connaissance plus précise des fonctions du foie ont jeté une vive lumière sur le déterminisme de ces lésions.

La diphtérie, maladie infectieuse, spécifique est considérée actuellement comme une maladie primitivement locale ; le bacille reste cantonné au point d'inoculation. C'est par l'intermédiaire des poisons solubles sécrétés qu'il agit sur l'organisme, réalisant ainsi une véritable intoxication. Cependant des travaux récents ont ébranlé cette théorie classique. Frosch, Kolisko, et Paltauf, Wright, Barbier et Richardière, ont constaté la pullulation fréquente du bacille diphtérique dans l'organisme.

Mais Metin reprenant la question a constaté que le bacille de Lœffler ne pullule pas dans les viscères quand il a été inoculé à l'état de pureté; on ne le retrouve dans le sang ou les organes que quand l'autopsie a été faite tardivement ou quand il a été associé à d'autres microorganismes tels que le staphylocoque, le streptocoque. Cuoghi Costantini est arrivé à des conclusions analogues. C'est donc en dernière analyse à la toxine diphtérique que sont dues les diverses altérations viscérales observées dans la diphtérie. Cette toxine, dont la composition chimique est encore mal connue, est rapprochée par Roux et Yersin des diastases, dont elle présente les réactions chimiques. D'après Courmont et Doyon, Enriquez et Hallion, Guinard et Artaud, elle agirait surtout comme un ferment incitant les éléments organiques à sécréter les poisons provocateurs des accidents morbides : ainsi s'expliquerait la période latente existant toujours, quelle que soit la dose injectée, entre l'inoculation et l'apparition des premiers symptômes morbides.

La toxine diphtérique a une action puissante sur l'organisme, action vaso-motrice (Pœssler et Romberg, Enriquez et Hallion, etc...), action nécrosante sur les cellules (Roux et Yersin, Œrtel, Baldissari, etc...) : vaso-dilatation, altérations dégénératives, telles sont les lésions que nous allons retrouver au niveau du foie. La fréquence, l'étendue des lésions observées à ce niveau s'expliquent par le rôle important joué par cet organe dans la défense de l'organisme. Les recherches de Orfila, Schiff, Heger, Roger, Camara, Pustans, Bouchard et Charrin ont mis en relief ce rôle d'arrêt du foie sur la plupart des poisons. Roger a insisté sur le parallélisme existant entre cette fonction antitoxique et la fonction glycogénique ; il a montré avec Garnier, que le jeûne et la mauvaise alimentation diminuent ce rôle protecteur. Mais dans la diphtérie d'après Teissier et Guinard les choses se passeraient de façon toute différente, et la toxine du bacille de Lœffler subirait par le passage dans le foie une exaltation de virulence, chez le chien tout au moins. On peut expliquer ce renforcement de l'action de la toxine, soit par les altérations de la cellule hépatique, d'où disparition de la fonction antitoxique et exaltation apparente du poison diphtérique, du fait de l'action adjuvante des poisons divers qui ne se trouvent plus détruits dans la traversée hépatique, soit par l'activité des élaborations chimiques au niveau du foie d'où, quand la toxine diphtérique arrive directement à cet organe, production plus rapide des poisons qui causent l'intoxication (suivant la théorie de Courmont et Doyon sur le mécanisme de l'action des toxines microbiennes). C'est à cette dernière hypothèse que se rallient Teissier et Guinard, car les accidents observés sont des accidents *anticipés* et non *modifiés*. Il ne paraît pas y avoir surcharge de phénomènes d'insuffisance hépatique, et, si l'analyse du glycogène montre une diminution marquée, cette diminution constatée vers la fin de l'intoxication est très irrégulière, et ne paraît pas en relation avec la voie choisie pour l'injection (veine mésentérique ou veine auriculaire). Ils ont constaté que les chiens inanitiés résistaient mieux que ceux dont l'alimentation était normale ; il a suffi de donner des peptones ou de la glycose à des chiens à jeun depuis 25 jours pour voir les manifestations toxiques apparaître avec autant d'intensité que chez les chiens en état normal de nutrition.

Les auteurs lyonnais admettent que chez l'animal à jeun, la toxine agirait plus lentement parce que l'organisme inanitié manquerait des éléments sur lesquels porte l'activité fermentative de cette toxine pour arriver à la production des poisons immédiatement actifs. Cette fermentation se ferait peut-être aux dépens du glycogène. P. Teissier a constaté en effet que le glycogène hépatique « in vitro » a une action empêchante et à certaines doses nettement bactéricide sur le staphylocoque doré, le coli-bacille, le bacille d'Eberth, le streptocoque, une action atténuante sur la nicotine ; au contraire chez les animaux inoculés avec un mélange de glycogène et toxine diphtérique, la mort arrive plus vite que chez les témoins.

Les expériences de Lapicque ne concordent pas avec ces constatations. Cet auteur a observé que chez le lapin la voie d'introduction du poison (veine porte ou veine auriculaire) conduisait à des résultats sensiblement analogues; il a vu les accidents apparaître et la mort survenir quelquefois en même temps, le plus souvent à quelques heures de distance, les premiers symptômes d'intoxication survenant d'abord tantôt chez l'animal inoculé dans la veine porte, tantôt chez l'animal inoculé dans la veine auriculaire. Il n'a observé aucune différence dans la gravité des accidents et a constaté seulement une intensité plus grande des lésions hépatiques chez les sujets ayant reçu la toxine dans la veine porte. Ce fait est à rapprocher des constatations faites par Cohn chez un malade mort d'ictère grave à la suite d'une diphtérie gastrique.

En somme, malgré ces discordances, on peut tout au moins, semble-t-il, conclure que le foie n'exerce aucune action d'arrêt sur la toxine diphtérique.

ANATOMIE PATHOLOGIQUE

Aspect macroscopique. — Le foie dans la diphtérie se présente sous divers aspects. Le plus souvent son volume est légèrement augmenté, parfois même, il existe une hypertrophie très marquée. Exceptionnellement l'organe est diminué de volume. La consistance est d'ordinaire diminuée, le parenchyme hépatique est mou, friable. Souvent le foie congestionné se présente violacé, turgide, saignant à la coupe. Mais l'aspect le plus typique est celui décrit avec précision par Hanot sous le nom de « foie infectieux ». La surface de l'organe rougeâtre, hortensia, est marbrée de plaques d'un blanc jaunâtre, se présentant sous l'aspect de petites taches arrondies ou de larges placards à bords irréguliers, particulièrement abondantes au niveau de la surface convexe de l'organe. Ces taches rouges sont lisses non saillantes d'ordinaire. On a parfois observé cependant de véritables granulations « se distinguant des granulations cirrhotiques par leur pâleur jaunâtre, leur absence de dureté et d'énucléation, leurs dimensions toujours plus considérables » (Hanot). Courmont, Doyon et Paviot chez un chien mort rapidement à la suite d'une injection intra-veineuse de toxine diphtérique ont trouvé une hépatite nodulaire spéciale : à la surface du foie existaient des nodules saillants dont le volume variait de la grosseur d'un pois à celle d'une noix, de couleur blanchâtre, tachetés de taches brunes ; sur une coupe ces nodules arrondis ou allongés en forme de haricots présentaient une limite très nette tracée par une ligne festonnée. Dans l'intérieur de l'organe on retrouvait un très grand nombre de ces nodules.

Enfin dans certains cas de congestion intense avec œdème du foie, ces taches blanches peuvent paraître déprimées.

Lorsque les lésions dégénératives sont très étendues, on observe un foie gras typique ganc plus ou moins augmenté de volume est de teinte uniformément jaune pâle, de consistance pâteuse et laisse un enduit gras sur le couteau.

Exceptionnellement on trouve l'apparence de l'atrophie jaune aiguë de Frerichs (cas de Cahn).

Sanné dans un cas constata une périhépatite assez accusée ; il s'agissait vraisemblablement d'une lésion indépendante de la diphtérie. Sur plus de 50 autopsies, nous n'avons vu des lésions de la capsule de Glisson et du péritoine périhépatique que dans un cas et il s'agissait manifestement de tuberculose concomitante. Nous n'avons pas retrouvé les hémorrhagies sous-capsulaires signalées par Œrtel. Par contre chez les animaux, à la suite d'intoxications suraiguës, elles sont assez fréquentes (Courmont, Doyon et Paviot).

D'après les classiques, Hanot, Gastou, etc..., le foie rouge sombre au début devient plus tard pâle, marbré de taches blanches.

En réalité l'aspect du foie est très variable non seulement suivant les périodes de la maladie, mais aussi suivant l'intensité de l'infection et les lésions concomitantes des autres viscères (broncho-pneumonies, myocardite, etc...)

Sur une coupe de l'organe on peut retrouver les taches blanches mais moins accusées. Parfois on observe un fin pointillé rappelant le foie « muscade », la partie foncée occupant tantôt le centre du lobule, tantôt la périphérie. Plus rarement il s'agit d'un foie « en cocarde » (Gastou), la zone intermédiaire du lobule, claire, se trouvant entourée de deux zones foncées, l'une périphérique, l'autre centrale.

Ces aspects dépendent de l'inégale répartition des lésions cellulaires et surtout des phénomènes congestifs.

LÉSIONS HISTOLOGIQUES

Technique. — Nos examens ont porté sur les foies de 29 enfants morts de diphtérie pure ou associée. Les pièces ont été recueillies aussitôt que possible après l'expiration des délais légaux et nous avons éliminé celles qui par suite de l'autopsie tardive ou de l'élévation de température n'étaient pas dans un état de conservation satisfaisante. Des fragments minces ont été fixés dans le liquide de Bouin et le sublimé acétique, plus rarement l'alcool ou le liquide de Müller ; ce dernier, s'il met nettement en évidence les processus congestifs, altère profondément la cellule hépatique. Dans la plupart des cas nous avons eu recours simultanément aux mélanges osmiqués (Liquide de Flemming ou de Lindsay). Nous avons eu soin dans ce cas de fixer des fragments extrêmement minces et de peu d'étendue, l'acide osmique pénétrant très difficilement le parenchyme hépatique. Les inclusions ont été faites à la paraffine à 48° ou 55° et ont été de courte durée (une heure au plus) afin d'éviter dans la mesure du possible les altérations dues à la technique.

Les colorants employés ont été l'hématoxyline au fer de Heidenhain, l'hématoxyline éosine, les picro-carmins de Orth et de Ranvier, la thronine phéniquée. Dans un certain nombre de cas nous avons recherché la dégénérescence amyloïde par le violet de Paris, nos recherches à ce point de vue ont toujours été négatives.

Enfin les pièces fixées par les mélanges osmiqués ont été colorées par la safranine avec ou sans mordançage préalable au permanganate de potasse et par le liquide de Benda (Lichtgrünn et Saureviolett).

L'étude histologique montre des lésions diffuses frappant à la fois la trame vasculo-conjonctive et les cellules. Il s'agit d'une hépatite à la fois interstitielle et parenchymateuse. D'une façon générale ces lésions sont inégalement réparties, et, au début tout au moins, à côté de lobules très altérés on peut en trouver de sensiblement normaux. Cette inégale répartition des lésions tient sans doute à ce fait établi depuis longtemps par Claude Bernard qu'un parenchyme glandulaire normalement n'est pas tout entier en état d'activité. Pendant que certaines unités sécrétantes fonctionnent, d'autres sont en état de repos ou de préparation sécrétoire.

Lésions du tissu conjonctif. — La modification la plus frappante et dont la fréquence a été signalée par tous les auteurs qui ont étudié le foie diphtérique (à l'exception peut-être de Morel qui considère cette lésion comme rare), c'est l'infiltration cellulaire des espaces-portes, s'étendant fréquemment aux fissures de Kiernan qui, élargies, délimitent nettement les contours du lobule. Le plus souvent il s'agit d'une infiltration diffuse, plus rarement localisée sous forme de véritables nodules (nodules infectieux de Hanot), groupés alors autour des vaisseaux de l'espace-porte et plus rarement des canaux biliaires. Dans les cas très intenses ces cellules envahissent la périphérie du lobule. Parfois on observe des nodules dans l'épaisseur même de celui-ci. Exceptionnellement enfin les cellules rondes se groupent autour des veines sus-hépatiques.

Roger et Weill, étudiant ces nodules infectieux dans la variole, ont insisté sur l'intérêt que pourrait présenter leur formule cytologique ; ils ont constaté que dans cette maladie, ils sont essentiellement constitués par des globulins et des mononucléaires plus volumineux ; dans certains cas on trouve d'assez nombreux éléments éosinophiles et quelques polynucléaires neutrophiles. Enfin au milieu de ces éléments, on trouve des noyaux de cellules conjonctives. L'infiltration leucocytaire du foie diphtérique nous a paru composée d'une façon très analogue ; là encore on observe une prédominance très marquée des lymphocytes et des mononucléaires, au milieu desquels on trouve des noyaux ovoïdes, plus faiblement colorés, appartenant aux cellules conjonctives tuméfiées. Barbacci, sans être très affirmatif pense qu'il s'agit de cellules proliférées et note leur apparition très rapide, au bout de quelques jours d'infection, leur absence dans d'autres cas ayant duré longtemps. L'absence de toute figure de Karyokinèse nous fait pencher plutôt vers une tuméfaction des cellules préexistantes. Barbacci a en outre observé dans certains cas la présence des cellules éosinophiles, moins fréquemment cependant que dans la rate. Leur nombre ne lui a pas paru en rapport constant avec l'intensité des lésions cellulaires.

Tel est l'aspect des infiltrations leucocytaires des espaces-portes et des fissures de Kiernan. Les foyers intralobulaires nous ont paru le plus souvent formés d'une façon différente : dans ces cas nous avons trouvé une prédominance très marquée des polynucléaires et leur présence au niveau de foyers de désintégration cellulaire nous a paru en rapport avec des phénomènes de phagocytose. Quant aux nodules des espaces-portes, leur signification est très obscure. Roger et Weill pensent, étant donné la présence dans les nodules varioliques des éléments observés dans les organes hématopoiétiques, que peut-être ils représentent une réaction défensive tendant à faire réapparaître dans le foie la fonction cytopoiétique qui semblait éteinte. A cette hypothèse ingénieuse on peut objecter que des foyers cellulaires très analogues s'observent souvent dans d'autres organes : reins (nodules lymphomateux de Wagner), capsules surrénales, etc... qui ne jouissent d'aucune action cytopoiétique chez le fœtus.

D'après Barbacci, le tissu conjonctif périlobulaire apparaît parfois comme gonflé, homogène ; peut-être s'agit-il d'un début de dégénérescence hyaline mais la réaction caractéristique avec la méthode de Van Gieson manque. — Morel dans quelques cas, a observé de fines gouttelettes graisseuses dans les cellules conjonctives : jamais nous n'avons retrouvé cette lésion et sur les pièces traitées par l'acide osmique, les espaces-portes nous sont toujours apparus indemnes de graisse, tranchant par leur coloration claire sur les lobules, chargés de granulations teintées en noir par l'osmium. Dans aucun cas nous n'avons constaté de fibrose des espaces-portes ; l'élargissement des fissures de Kiernan nous a toujours paru relever uniquement de l'infiltration cellulaire, mais jamais nous n'avons trouvé une quantité anormale de fibres conjonctives. Pas plus que Siredey, Barbacci, etc... nous n'avons vu les néocanalicules biliaires signalés par Gastou, Claude (ce dernier, il est vrai, dans les intoxications expérimentales *lentes* et *prolongées*). Les canaux biliaires sont toujours sensiblement normaux ; l'altération signalée par Morel dans un cas (desquamation en bloc de l'épithélium formant un bouchon encombrant la lumière du canal) et sur la nature de laquelle il ne se prononce pas nous paraît due soit aux lésions post mortem, soit à la fixation.

Vaisseaux. Les altérations des parois vasculaires sont généralement peu importantes ; dans quelques cas seulement nous avons trouvé un léger degré de périvascularite, plus rarement d'endovascularite. Aussi ne pensons-nous pas qu'on puisse faire jouer à ces altérations le rôle important qu'on a voulu leur attribuer dans la genèse des lésions. « Il semble que les lésions vasculaires et périvasculaires précèdent à peu près constamment la transformation des cellules. La lésion la plus constante est celle des artères et des capillaires sanguins. « On est donc autorisé à considérer les artères et les capillaires sanguins comme le point de départ, le centre d'évolution de toutes les déterminations d'ordre infectieux. Les lésions des cellules sont postérieures » (Siredey). Assez souvent d'après Barbacci, on observe la dégénérescence hyaline des capillaires, le plus ordinairement à un degré assez léger, localisée à quelques points du vaisseau ; parfois cependant la paroi tout entière est dégénérée sur une étendue plus ou moins considérable. Les cellules endothéliales sont fréquemment tuméfiées; chez un lapin inoculé par scarification de la cornée avec une culture de bacilles de Lœffler, datant de trois jours, Cohn et Zahn ont vu ces cellules en voie de prolifération; leur gonflement était parfois tel qu'elles atteignaient un volume supérieur à celui des cellules hépatiques ; arrondies ou ovalaires, elles présentaient un cytoplasma homogène, un noyau très augmenté de volume, ou pour mieux dire une masse chromatique formée de grains fortement colorés disposés comme d'une manière rayonnée. En certains points on trouvait des foyers de prolifération renfermant des cellules gonflées, offrant de belles figures de karyokinèse et qui paraissaient provenir des endothéliums. Les capillaires étaient remplis par les cellules proliférées, par quelques leucocytes et par une masse jaunâtre. Nous n'avons pas retrouvé cet aspect spécial pas plus que la dégénérescence granulo-graisseuse des endothéliums signalée par Œrtel, Morel, etc..,

La lésion pour ainsi dire constante est la congestion, la dilatation intense des vaisseaux péri et intralobulaires donnant aux coupes en certains points un aspect angiomateux. Les capillaires du lobule, gorgés de sang, sinueux, refoulent les travées hépatiques (dislocation de la travée, Hanot), compriment les cellules qui s'atrophient La congestion d'ordinaire est inégalement répartie suivant les diverses régions du foie et les divers points d'un même lobule ; dans la règle elle est maxima autour de la veine sus-hépatique d'où l'aspect « foie muscade » observé dans ces cas sur les coupes macroscopiques. C'est également pour une part tout au moins à cette inégale répartition des lésions congestives, suivant les régions, qu'est dû l'aspect blanchâtre des taches du foie infectieux (taches anémiques de Hayem), ces points correspondant à des zones anémiées. Aussi s'agit-il parfois de lésions cadavériques. « On trouve souvent à la surface convexe du foie un peu au-dessus du bord antérieur des taches blanchâtres légèrement opaques. Ces taches sont liées à une anémie partielle qui paraît produite par la pression exercée par les côtes sur le parenchyme hépatique après la mort. » (Cornil et Ranvier, *Man. d'histologie pathol.*, t. II, p. 373, deuxième édition.) Cependant, comme l'a indiqué Hanot, les taches blanches du foie infectieux sont fréquemment dues à l'intensité des lésions cellulaires, maxima à ce niveau. On trouve souvent dans les capillaires du lobule une hyperleucocytose parfois très marquée ; dans certains cas, ils sont entourés d'un manchon de leucocytes issus par diapédèse, qui envahissent les zones de désintégration cellulaire.

Barbacci a trouvé assez fréquemment dans la lumière des vaisseaux du foie des blocs gros, homogènes et brillants, sans forme caractérisée, se teintant vivement par les colorants nucléaires et donnant l'impression d'amas de substance chromatique formés par la fusion de particules provenant de la destruction de cellules. Leur grosseur est très variable ; les plus petits paraissent homogènes ; ce sont eux qui se colorent le plus intensément. Les plus gros présentent des lignes sombres, qui paraissent des fêlures à l'intérieur d'un bloc primitivement homogène. Ces « blocs chromatiques » seraient le résultat des altérations de la substance chromatiques des leucocytes. Ces altérations commencent par la transformation du noyau en une masse arrondie, homogène, se colorant intensément. Quand ces leucocytes arrivent au contact, ils se fondent les uns dans les autres ; alors au milieu d'une masse protoplasmique peu étendue, difficile à reconnaître, on trouve les noyaux qui conservent leur individualité, et présentent des altérations variées. Souvent la masse protoplasmique disparaissant, les amas nucléaires deviennent libres pour former des masses chromatiques ; celles-ci peuvent augmenter de volume par l'addition de nouvelles couches provenant de noyaux altérés. Ces blocs, tantôt libres, tantôt inclus dans les leucocytes, seraient surtout abondants dans la rate, plus rares dans le foie. L'existence de ces blocs chromatiques nous a paru exceptionnelle.

Œrtel a signalé la fréquence des hémorrhagies sous-capsulaires et interstitielles. Barbacci a constaté, très rarement il est vrai, de petits foyers hémorrhagiques intéressant une portion de lobule ; pas plus que Claude nous n'avons observé ces épanchements sanguins. De même pour les thromboses capillaires signalées par Labadie-Lagrave.

Cellules hépatiques. — L'ordination normale des travées peut être conservée, mais dans la règle, surtout au niveau de la zone centrale du lobule, on trouve du fait de la congestion et des lésions cellulaires une véritable dislocation des travées.

Les altérations des cellules hépatiques dans la diphtérie sont constantes mais d'intensité variable.

La tuméfaction trouble est très fréquente. Il convient toutefois de noter que les altérations cadavériques peuvent suffire à provoquer des modifications très analogues. La cellule est tuméfiée, le cytoplasma est infiltré d'une grande quantité de granulations peu colorables, se dissolvant dans les alcalis étendus,se gonflant dans l'acide acétique puis se dissolvant dans un excès de cet acide ; la signification de ces modifications est encore discutée, les uns (Virchow, Cornil et Ranvier) la considérant comme représentant une hyperactivité de la cellule, les autres (Letulle) pensant qu'il s'agit de lésions dégénératives.

Théohari dans une thèse récente a étudié avec les méthodes de cytologie fine les altérations de la cellule hépatique sous l'influence de divers poisons et notamment de la toxine diphtérique. La cellule hépatique normale présente un reticulum protoplasmique à mailles plus ou moins serrées suivant les animaux ; dans l'épaisseur de ce réseau, on trouve des granulations particulièrement volumineuses aux points nodaux, se teintant fortement par la fuchsine acide ; dans les mailles de ce reticulum on trouve une substance claire hyaline. Sous l'influence de la toxine diphtérique, Théohari a constaté la tuméfaction avec moindre colorabilité du réseau protoplasmique, puis sa disparition avec aspect trouble du contenu des mailles. Les cellules se présentent tuméfiées, infiltrées d'une quantité énorme de très fines granulations ayant très peu d'affinité pour la fuchsine acide ou même ne fixant plus ce colorant. Ces lésions seraient assez particulières : en effet avec le sublimé, le cantharidate de potasse, la toxine tétanique, la disparitou du reticulum protoplasmique s'accompagne de formation de granulations fuchsinophiles.

Dans la diphtérie ce qui prédomine, c'est outre la disparition du reticulum une sorte de coagulation des cellules présentant un aspect vitreux. Ces aspects correspondraient d'après Théohari à la tuméfaction trouble des classiques. Les altérations cellulaires dans lesquelles le reticulum est épaissi, tuméfié, mais conservé, sont réparables, la destruction du réticulum équivaudrait à des altérations cytoplasmiques irréparables. Ainsi s'expliquerait l'évolution variable de la tuméfaction trouble, pouvant aboutir comme l'enseigne Ziegler soit à la guérison, soit à la destruction irréparable.

La dégénérescence vitreuse est plus rare. Les cellules sont déformées, comme atrophiées, à contour irrégulier. Le protoplasma homogène, hyalin, se colore mal. Le noyau lui-même est atteint, souvent déformé, fixant moins fortement les colorants. Ces lésions ont été décrites par Siredey dans la fièvre typhoïde, par Roger et Garnier dans l'érysipéle et la scarlatine sous le nom de dégénérescence vitreuse. Le terme nous paraît préférable à celui de dégénérescence hyaline employé par Claude et qui peut prêter à confusion avec la dégénérescence hyaline de Recklinghausen, voisine de la dégénérescence amyloïde, dont elle diffère par l'absence des réactions colorantes propres à cette dernière ; par la méthode de Von Gieson, cette substance se colore en rouge intense, réaction absente dans la dégénérescence vitreuse du foie diphtérique.

Assez fréquemment on constate une altération bien décrite par Barbacci : la cellule apparaît tuméfiée, à contours nets, le protoplasma se présente sous l'aspect d'une masse homogène, il ne reste que très peu de granulations isolées ou groupées soit au centre de l'élément autour du noyau, soit à la périphérie, le long de la membrane nucléaire. On a l'impression d'un liquide incolore qui aurait pris la place du protoplasma : il s'agirait d'une *hydropisie de la cellule.*

Dubief et Brühl ont signalé chez un cobaye mort au bout de 24 heures, après injection d'une culture de bacille diphtérique, une lésion assez spéciale qui n'est vraisemblablement qu'une variété de dégénérescence vitreuse. La cellule a perdu sa forme normale, ses angles sont arrondis. Le noyau est refoulé à la périphérie ; la presque totalité du protoplasma est remplacée par une masse de forme arrondie, à réfringence à peu près égale à celle du reste de l'organe. Cette masse d'apparence homogène ne contient ni granulations ni cristaux d'acide gras ; elle ne présente aucune des réactions de la matière colloïde ni de la graisse et ne se colore par aucune des teintures d'aniline usuelles.

A un degré plus avancé, la cellule hépatique est réduite à un bloc amorphe, à contours irréguliers, mal délimités, faiblement coloré, dans lequel on ne retrouve plus ni granulations cytoplasmiques ni noyau.

Ces lésions sont beaucoup moins fréquentes que la dégénérescence graisseuse ou la tuméfaction trouble. Comme le remarquent Baldissari, Teissier et Claude, leur localisation est assez spéciale; c'est autour de la veine sus-hépatique, au centre du lobule qu'on les observe. Cette disposition apparait déjà à un faible grossissement, le centre du lobule faiblement coloré tranchant nettement sur la périphérie du lobule.

Nous avons retrouvé cette disposition des lésions particulièrement nette chez deux malades morts de myocardite; peut-être les désordres cardiaques ont-ils joué un rôle dans la localisation des altérations cellulaires.

Si l'on remarque que ces lésions paraissent les plus graves au point de vue de la vitalité des cellules, on voit que les désordres loin de prédominer comme l'enseignent les classiques dans la zone périportale sont maxima dans la zone péri-sus-hépatique. Teissier explique cette localisation par le renforcement de la toxine dans la traversée hépatique, le maximum d'effet nuisible apparaissant au moment où elle passe dans la circulation générale.

Courmont, Doyon et Paviot, chez un chien mort peu de temps après une injection intraveineuse de quelques centimètres cubes de toxine diphtérique, ont trouvé une hépatite nodulaire spéciale dont nous avons déjà signalé les caractères macroscopiques. De ces nodules, les uns, saillants sous la capsule de Glisson, étaient dus à des hémorrhagies en foyers, composés d'un stroma aréolaire gorgé de sang noir ; les autres, volumineux, peu saillants, étaient de véritables foyers de nécrobiose limités par un sillon d'élimination et entourés d'une zone de congestion où la disposition trabéculaire avait disparu. Les cellules étaient transformées en gros blocs granuleux, troubles, les noyaux à peine visibles; ailleurs on ne trouvait plus qu'une nappe continue de granulations et de globules sanguins semés de noyaux libérés de leur atmosphère protoplasmique.

Dégénérescence graisseuse. — La dégénérescence graisseuse existait dans tous les cas que nous avons examinés, mais à des degrés divers. On distingue depuis Virchow, l'infiltration simple, la surcharge graisseuse de la cellule avec conservation du noyau et la dégénérescence vraie, avec altérations du noyau et mort de l'élément.

En réalité la distinction est souvent malaisée et dans la diphtérie, où il s'agit à n'en pas douter de dégénérescence, le noyau présente assez fréquemment des caractères sensiblement normaux. La graisse se présente fréquemment sous l'aspect de grosses gouttes refoulant à la périphérie le cytoplasma réduit à l'état d'un mince croissant et le noyau. Dans un cas (obs. I) ces lésions généralisées à tous les lobules donnaient l'impression d'une coupe du pannicule adipeux. Entre ces cellules on trouve d'ordinaire des éléments moins altérés rappelant la cellule hépatique normale.

Dans d'autres cas la graisse se dépose en gouttelettes dans le cytoplasma ; sur les coupes dégraissées par le passage dans le xylol, la cellule présente un aspect fenêtré donnant à un examen superficiel l'impression d'une dégénérescence vacuolaire (la dégénérescence vacuolaire signalée par quelques auteurs nous parait rentrer dans ce cadre pour la majorité des cas).

Enfin fréquemment la graisse infiltre la cellule sous forme d'une très fine poussière mise seulement en évidence par les réactifs de la graisse, en particulier l'acide osmique.

D'après Claude les granulations graisseuses seraient rangées à la périphérie de la cellule, sur le bord voisin du capillaire et l'on pourrait penser sans un examen attentif avec l'objectif à immersion qu'elles appartiennent à celui-ci.

Nous n'avons point retrouvé cette disposition et la graisse nous a paru répartie également dans tout le cytoplasma.

Dans les cas très intenses toutes les cellules du lobule sont envahies. Dans le cas de dégénérescence plus discrète les lésions irradient autour de deux centres : veines sus-hépatiques et espaces portes. Le plus souvent la graisse prédomine à la périphérie du lobule ; mais assez fréquemment la dégénérescence est plus accusée au centre du lobule.

Altérations nucléaires. — Ces altérations ont été étudiées particulièrement par Baldissari. Elles sont constantes, à des degrés plus ou moins accusés.

Le plus souvent il s'agit de fragmentation du réseau chromatique. Les grains chromatiques se disposent en couronne à la périphérie au voisinage de la membrane nucléaire. Parfois tout le réseau chromatique a fondu, le noyau se rétracte au point de se présenter comme un grain chromatique très fortement coloré ne présentant plus à son intérieur aucune structure. Parfois, au contraire (Barbacci) on trouve de véritables noyaux géants, d'aspect parfaitement sphérique, à contenu clair, rappelait l'état hydropique observé du côté du cytoplasma.

Dans les cas les plus intenses, la membrane nucléaire a disparu, les petits grains chromatiques répandus à l'intérieur du cytoplasme rappellent seuls le noyau. Enfin le dernier terme de la lésion est la disparition complète du noyau, correspondant à la mort de la cellule. La partie la plus résistante est le nucléole; même après la mort de la cellule, le nucléole est la dernière partie qui subisse l'altération nécrotique. Trambusti n'a observé cette destruction que dans l'intoxication phosphorée et arsenicale. L'action de la toxine diphtérique est analogue. Balthazard a constaté récemment que dans l'infection diphtérique la teneur du foie en lécithine est très augmentée: cette augmentation est due aux altérations des noyaux de la cellule hépatique et surtout des leucocytes détruits.

Baldissari pense que les lésions primitives de la cellule hépatique sont les altérations nucléaires; dans les cas de mort rapide en effet, le cytoplasma se présenterait sous un aspect normal alors qu'il existerait déjà des altérations profondes du noyau. Les altérations cytoplasmiques au contraire seraient d'autant plus marquées que l'intoxication aurait été plus longue. Nous n'avons pas constaté cette subordination des lésions cytoplasmiques aux altérations nucléaires et nous nous rangeons à l'opinion de Théohari pour qui le noyau est au contraire la partie la plus résistante de la cellule et conserve souvent sa physionomie normale peu modifiée alors qu'il existe des lésions marquées du cytoplasme. Mais dans les processus très aigus, le noyau prend un aspect homogène avec disparition de la chromatine et du réticulum de linine qui le soutient.

A côté de ces phénomènes de karyolyse, existe-t-il des phénomènes d'irritation et de prolifération cellulaire ?

Hanot et ses élèves ont longuement insisté sur la coïncidence dans le foie infectieux de ces deux processus dégénératif et irritatif. D'après ces auteurs on observerait fréquemment un véritable travail prolifératif caractérisé par la tuméfaction trouble des cellules, l'état vésiculeux comme hydropique du noyau, la multiplication des noyaux, la présence de figures de karyokinèse. L'existence de ce travail prolifératif à la phase aiguë de l'infection, nous paraît rare, si tant est qu'il existe. En effet les altérations initiales de la cellule hépatique correspondant à la tuméfaction trouble des classiques sont des lésions dégénératives (Théohari) ainsi que l'état hydropique du noyau (Barbacci). Nous avons observé assez fréquemment des cellules à deux noyaux mais ces cellules ne nous ont pas paru sensiblement plus nombreuses que sur les foies normaux. Quant aux figures de karyokinèse, Baldissari, Barbbacci, Théohari, etc., déclarent n'en avoir jamais observé.

Il est vraisemblable cependant que ce travail prolifératif intervient, mais plus tard, à la phase de réparation des lésions ; nous manquons de documents précis à cet égard.

La dégénérescence amyloïde a été observée par Comba, dont le cas est, croyons-nous, unique. Chez un enfant de 8 ans mort au onzième jour d'une angine diphtérique intense, hypertoxique, l'autopsie montra une dégénérescence amyloïde prononcée du foie, de la rate et des reins. Comba admet que cette lésion était réellement consécutive à la diphtérie car jusqu'au moment où le petit malade contracta cette maladie, il était des mieux portants, ne souffrait d'aucune affection chronique et se développait d'une façon normale. La dégénérescence amyloïde était-elle due au bacille de Lœffler ou aux nombreuses associations microbiennes qui ne pouvaient manquer d'exister dans un cas aussi grave? L'auteur italien ne se prononce pas à ce sujet.

Glycogénie. — Les modifications de la teneur du foie en glycogène ont été étudiées par Teissier et Guinard, Lapicque, Luschi. Ces auteurs ont constaté une diminution le plus souvent très marquée à la fin de l'intoxication. Cet appauvrissement n'est pas dû au jeûne car il s'observe même chez les animaux mangeant presque jusqu'au moment où les accidents surviennent. Il n'y a pas de relations entre ce phénomène et la voie suivie par l'injection (veine porte ou auriculaire).

Lésions associées. — A côté de ces lésions dues à la toxine diphtérique on pourra trouver des modifications diverses dues à l'état antérieur du foie (cirrhose par exemple). C'est ainsi que Renon, chez des lapins soumis à une intoxication saturnine lente puis, après retour au poids initial, ayant reçu de la toxine diphtérique, a observé une mort plus rapide que chez les témoins; le foie présentait superposées les altérations décrites pour chaque toxique : sclérose porto-biliaire d'une part, nodules embryonnaires, dégénérescences cellulaires, foyers congestifs d'autre part.

Au terme de cette étude anatomo-pathologique, une question se pose : existe-t-il une lésion « diphtérique », propre à cette maladie, distincte de celles observées au cours des autres infections? « Hanot a soutenu cette idée, qu'à chaque virus correspond un état anatomique défini, donnée pleinement en accord avec la doctrine de Bard qui, fidèle à la spécificité cellulaire, soutient qu'un microbe déterminé provoque dans un tissu électif une fermentation qui lui appartient en propre. Un jour viendra peut-être où les progrès incessants des techniques permettront de déceler cette marque, cette signature personnelle à une espèce choisie d'agents pathogènes. En dépit des séductions de cette théorie, en dépit des arguments généraux dont quelques-uns lui paraissent favorables, les faits ne semblent pas lui obéir en tous points, sa part de vérité est limitée. » (Charrin, Traité de pathologie générale de Bouchard, t. II, p. 257.) De fait, si l'on compare les altérations que nous venons de décrire à celles signalées par divers auteurs au cours de la rougeole, la scarlatine, l'érysipèle, la variole, etc., on voit que la réaction du foie en présence de ces diverses toxines se fait suivant un mode très analogue. C'est là également la conclusion de Siredey. « Je crois qu'il n'existe pas de particularités assez saillantes pour permettre la désignation précise de la maladie dont relève le foie infectieux. »

On en trouve une preuve dans l'étude même de la diphtérie : on sait en effet le rôle important qu'y jouent les associations microbiennes (streptocoque, staphylocoque, etc.). Nous n'avons pas trouvé de différences entre les lésions hépatiques des diphtéries pures et des diphtéries associées.

Evolution des lésions. — D'après Gastou on pourrait décrire à l'évolution de l'hépatite infectieuse, trois périodes :

1° *Période de début.* — Congestion intense. Endopériphlébite et trhomboses veineuses, léger degré d'endartérite, périangiocholite, endocapillarite, nodules infectieux, tuméfaction des cellules et multiplication de leurs noyaux, en somme lésions prolifératives des cellules.

2e *Période.* — Lésions dégénératives, destructives des cellules.

Ebauche de cirrhose insulaire ou annulaire uni ou multilobulaires.

3e *Période.* — Les lésions de cirrhose se constituent.

Nous croyons que des divisions aussi tranchées concordent mal avec la complexité des faits. Il faut tenir compte en effet non seulement de la durée mais aussi de l'intensité de l'infection, du terrain.

En général dans les intoxications suraiguës les lésions sont minimes, peu étendues, frappent surtout les cellules (Baldissari, Barbacci, Klitino). Les lésions sont maxima dans les cas ayant évolué assez lentement, leur intensité dépend plus de la durée du processus que de la quantité de virus injecté ; c'est dans ces cas particulièrement que l'on observe l'infiltration leucocytaire des espaces portes, les dégénérescences cellulaires profondes. Quant à l'existence de lésions prolifératives précédant ou accompagnant les lésions dégénératives, c'est un point que nous avons déjà discuté.

Quel est l'avenir de ces lésions ? Il faut bien reconnaitre que sur ce sujet nous manquons de documents précis.

Certains auteurs ont admis que les lésions du foie diphtérique pouvaient aboutir à la cirrhose confirmée, Henoch, Pidancet décrivent une forme infectieuse Laure et Honorat, Palmer Howard ont insisté sur l'origine infectieuse de la plupart des cirrhoses de l'enfance, de la sclérose du foie. D'autre part, expérimentalement, une intoxication *lente* et *prolongée* a pu réaliser entre les mains de Claude une sclérose typique. Mais ces faits expérimentaux n'ont peut-être pas toute la valeur qu'on a voulu leur attribuer. Il s'agit en réalité dans ces cas d'une intoxication entièrement différente de ce que l'on peut observer en clinique et il est difficile de comparer une intoxication lente, à petites doses répétées pendant des mois, à la diphtérie évoluant chez l'homme en quelques jours.

Comme le font remarquer Hutinel et Auscher (*Traité des maladies de l'enfance*, t. III, p. 209), il est peu d'enfants qui n'aient eu quelqu'une, sinon plusieurs des maladies infectieuses si communes à cet âge. Cependant la cirrhose constitue une rareté en pathologie infantile; encore dans la règle trouve-t-on quelque autre cause (alcool, tuberculose, syphilis). En réalité les maladies infectieuses de l'enfance « laissent peu de traces dans le foie, à peine de minimes foyers cicatriciels ou quelques taches scléreuses qui ne sauraient mériter le nom de cirrhoses ».

L'évolution des lésions cellulaires est encore peu connue.

Les altérations légères, tuméfaction trouble, surcharge graisseuse, sont susceptibles de réparation, la *restitutio ad integrum* peut être complète. Pour les lésions plus profondes, il n'en est pas de même.

Dans quelle mesure les processus de régénération, d'hypertrophie compensatrice des cellules restées saines, dont l'importance a été mise en lumière par les travaux de Tizzoni, Griffini, Ponfik, etc., entrent-ils en jeu ? C'est là une question encore à l'étude qui se pose d'ailleurs pour toutes les hépatites parenchymateuses aiguës et nous ne pouvons que renvoyer aux récentes recherches de Meder et Aly Bey Ibrahim.

Mais la réparation n'est pas toujours parfaite. La cellule hépatique peut conserver une certaine débilité dont l'importance se révélera plus tard à l'occasion d'infections ou d'intoxications ultérieures. Hanot a longuement insisté sur l'importance de cette « fragilité acquise » : « Mais l'action des intoxications et des infections ne s'exerce pas toujours au maximum. L'altération hépatique s'arrête à un état inachevé. Seule une analyse minutieuse, la recherche de ce que j'ai appelé les petits signes de la précirrhose décèle le travail morbide. Survienne alors un agent qui achève la destruction commencée, l'ictère grave apparaît et au premier abord semble primitif. » (Hanot, Considérations générales sur l'ictère grave, *Sem. méd.*, 5 août 1893.)

SYMPTOMES

L'examen histologique du foie vient de nous montrer dans la diphtérie des lésions profondes ; ces altérations restent le plus souvent latentes en clinique, perdues au milieu du tableau général de l'intoxication. Rien ne vient attirer d'ordinaire l'attention sur l'organe malade et, seule, la recherche systématique des signes d'insuffisance hépatique pourra les dénoncer. Encore est-il malaisé de faire la part de ce qui revient au foie et de ce qui relève des désordres des autres viscères.

La grande insuffisance hépatique, l'*ictère grave* est tout à fait exceptionnel et il est intéressant de rapprocher ce fait de la rareté de l'urémie signalée par tous les classiques. Les recherches assez étendues faites dans la littérature médicale ne nous ont permis de retrouver que deux observations ; la plus probante est celle de Cahn : Chez une jeune fille de 17 ans atteinte de diphtérie grave, l'auteur vit apparaître au cours de la maladie de l'ictère, des hémorrhagies sous-cutanées en même temps qu'une diminution marquée du volume du foie. A l'autopsie, il existait des plaques de diphtérie nécrotique des amygdales, en même temps que des lésions spécifiques très étendues de l'estomac. Le foie présentait l'aspect de l'atrophie jaune aiguë. Cahn fait remarquer que l'on n'a jamais observé de ces faits même dans les angines septiques, gangréneuses et explique l'apparition des phénomènes, d'ictère grave dans ce cas par l'apport direct au foie par la veine porte de la toxine élaborée au niveau de la surface stomacale.

L'observation de Becker est plus douteuse ; peut-être s'agit-il d'une intoxication médicamenteuse par le chlorate de potasse : un homme de 57 ans est atteint d'angine diphtérique avec tuméfaction ganglionnaire énorme. Un traitement intensif au chlorate de potasse est institué. Au onzième jour apparaissent des nausées, des vomissements muco-bilieux avec tendance au collapsus, de l'ictère, de la mélanurie, des visions fantastiques. Mort dans le coma ; à l'autopsie le foie offrait l'aspect du foie infectieux.

L'ictère est un phénomène également rare. Ormerod dans l'épidémie de Brighton de 1861 a observé dans plusieurs cas une teinte ictérique des téguments mais ne fait pas mention des lésions nécropsiques. Talamon en 1878, rapportant à la Société anatomique un cas d'ictère au cours de la diphtérie, se borne à mentionner l'aspect violacé du foie ; l'organe était de consistance et de volume ordinaires ; l'orifice du canal cholédoque n'était pas obstrué et le canal lui-même paraissait normal. Pas d'examen histologique. Enfin Loisel rapporte dans sa thèse deux observations nouvelles : dans la première se trouvent signalées l'augmentation de volume du foie, la présence de taches blanches à sa surface; le canal cholédoque était rempli d'un magma muqueux qui laissait difficilement passer la bile. Pas d'examen histologique. Dans la seconde, l'autopsie n'a pas été pratiquée. En l'absence de constatations anatomiques précises, il est difficile de se prononcer sur la cause de ces ictères. La dislocation de la travée, que Hanot considérait comme la cause de l'ictère des hépatites infectieuses, est très fréquente dans la diphtérie; c'est donc dans une lésion surajoutée, peut-être une angiocholite par infection ascendante coli-bacillaire (comme le fait remarquer Loisel, on trouve signalé dans la plupart des cas un état gastro-intestinal accentué), qu'il faut rechercher l'origine de ce symptôme rare, Chez certains animaux par contre, le chien par exemple, la présence d'un ictère plus ou moins foncé est fréquente (Roux et Yersin, Claude).

Les signes physiques, l'exploration du foie donnent peu de renseignements. Parfois nous avons trouvé le foie un peu gros, mais nous n'avons jamais observé de douleur nettement localisée à la région hépatique (ces constatations sont d'ailleurs délicates chez l'enfant).

Les hémorrhagies sont fréquentes dans les diphtéries graves: hémorrhagies nasales (en dehors de tout coryza spécifique), sous-cutanées, gastriques même. Peut-être étant donné la fréquence de ces phénomènes au cours des affections hépatiques, le foie joue-t-il un certain rôle dans leur genèse.

Glycosurie alimentaire. — La valeur de cette épreuve

est encore discutée. Depuis les recherches de Colrat, on a successivement employé le sirop de sucre du Codex c'est-à-dire la saccharose. Puis la saccharose n'étant absorbée qu'après interversion par la muqueuse intestinale en glycose et lévulose, d'où l'impossibilité de doser la quantité de glycose réellement absorbée (Achard et Weill), on eut recours à la glycose. Là encore cependant il faut tenir compte de l'état de l'absorption ; d'autre part Minkowski (Voir Lépine, *Sem. méd.*, 3 avr. 1901) a montré qu'après l'ablation du pancréas, le foie est incapable de faire du glycogène avec la glycose, mais qu'il peut en faire avec la lévulose, de telle sorte que dans une épreuve positive faite avec la glycose, il est impossible de faire la part de ce qui revient à l'insuffisance du foie et du pancréas. Aussi d'après Lépine la lévulose seule devrait désormais être employée ou à son défaut la saccharose (l'interversion par la muqueuse intestinale donnant de la lévulose).

En somme bien des points restent encore discutés dans cette question. Il faut tenir compte dans l'interprétation des résultats obtenus par l'épreuve de Colrat non seulement de la nature et de la dose du sucre ingéré (la limite au delà de laquelle un foie sain n'arrête plus le sucre ingéré varie d'ailleurs non seulement suivant les âges, mais aussi suivant les individus), de l'état de l'absorption intestinale et de la perméabilité rénale, mais encore du pouvoir glycolytique du sang et des tissus : aussi comprend-on qu'en présence de cette complexité, divers auteurs (Linossier et Roque, von Frerichs, von Noorden, Krauss et Ludwig, Bloch,

H. Strauss, etc...) contestent la valeur de cette recherche en séméiologie hépatique. Elle conduit en effet fréquemment à des résultats paradoxaux. C'est ainsi que J. Girard et G. Guillain (*Société de biologie*, 30 juin 1900, et communication orale) recherchant chez les enfants atteints de diphtérie la glycosurie alimentaire, ont obtenu le plus souvent des résultats négatifs, même dans les cas graves, où l'autopsie montra de grosses lésions du foie. Exceptionnellement le sucre passait dans le sucre : encore s'agissait-t-il d'ordinaire d'une réaction légère, peu accusée. Cette recherche a été faite, il est vrai, avec le sirop de sucre du Codex, mais l'insuffisance de la muqueuse intestinale ou du rein ne pouvait être incriminée car chez les mêmes malades, soumis à l'épreuve de Sahli, le salol était dédoublé et l'acide salicylique passait dans les urines.

Peut-être suivant l'hypothèse de Girard et Guillain faut-il expliquer ces résultats négatifs par l'absence habituelle dans la diphtérie de lésions importantes du pancréas.

Urobilinurie. — La constatation de l'urobiline dans les urines constitue à l'heure actuelle un des meilleurs signes de l'insuffisance hépatique, et on admet classiquement avec Hayem, que sa présence traduit la souffrance de la cellule hépatique. De fait dans la diphtérie, on trouve souvent de l'urobiline en plus ou moins grande quantité dans les urines. Il en est de même dans la diphtérie expérimentale. Claude a souvent observé la réaction caractéristique chez des animaux intoxiqués par les poisons du bacille de Lœffler. « Dans les essais d'immunisation de chevaux faits à l'Institut Pasteur, quand la dose injectée a été un peu forte, la souffrance hépatique se manifeste par la présence de l'urobiline en plus ou moins grande quantité dans l'urine. » (Chantemesse et Podwysotsky, *Les processus généraux*, t. I.) Par contre, Teissier et Guinard chez le chien, recherchant l'urobiline au spectroscope, n'en ont jamais trouvé dans les urines.

Urée. Les recherches cliniques de Murchison, Brouardel, ont montré les renseignements importants que peut fournir sur l'état du foie l'étude du taux de l'urée. Là encore cependant il est difficile de faire la part de divers facteurs : intensité de la désassimilation, état de l'alimentation, troubles de l'élimination rénale, altérations hépatiques. Les résultats obtenus par les auteurs sont loin de concorder. « L'azoturie est signalée comme assez marquée ; la proportion atteindrait souvent le chiffre de 12 à 15 grammes pour vingt-quatre heures. Bouffé aurait même observé les chiffres de 34, 49, 51 et 56 grammes. Par contre, les recherches de Rolland ont fourni le plus souvent des chiffres inférieurs à 10 grammes pour vingt-quatre heures. » (Sevestre, in *Traité des mal. de l'enfance*, Grancher-Comby, t. I.)

La toxicité urinaire peut fournir des renseignements intéressants sur l'état du foie (Surmont). Mariotti Bianchi a constaté que dans la diphtérie, le coefficient urotoxique est plus élevé que normalement, surtout dans les cas intenses. Cette toxicité n'est pas spécifique, et ne tient pas à la présence dans l'urine d'une substance spéciale, mais dérive de causes complexes sur la nature desquelles on n'est pas encore fixé. Sous l'influence du sérum antidiphtérique, cette toxicité baisse rapidement, plus vite même que la température et le reste des symptômes. Peut-être cette hypertoxicité est-elle liée dans une certaine mesure aux altérations hépatiques ?

En somme la clinique ne nous fournit que peu de renseignements sur l'existence et l'intensité des lésions du foie dans la diphtérie. Est-ce à dire que ces désordres sont négligeables et ne jouent qu'un rôle effacé dans la marche de la maladie ? La gravité des lésions, l'importance des fonctions hépatiques ne permettent pas semblable interprétation, et il faut plus vraisemblablement incriminer l'imperfection de nos méthodes de séméiologie hépatique.

OBSERVATIONS

Obs. I. — Pas de renseignements cliniques. Foie gras typique, uniformément pâle, exsangue, graisseux à la coupe. Examen histologique : Toutes les cellules ont subi la dégénérescence graisseuse. La graisse se présente sous l'aspect d'une grosse goutte refoulant le protoplasma et le noyau à la périphérie. Dans beaucoup d'éléments le noyau a disparu. Les espaces portes sont peu touchés, on trouve seulement un petit nombre de lymphocytes. Les coupes donnent l'apparence d'une coupe de tissu adipeux. Pas de lésions des parois vasculaires.

Obs. II. — R. Renée, 4 ans, mort au 4e jour de diphtérie hypertoxique (bac-long), foie gros, violacé, saignant à la coupe, marbré de taches blanches. Lésions histologiques : infiltration leucocytaire peu intense des espaces portes, léger degré d'endopériartérite. Les veines sus-hépatiques sont dilatées, leur paroi un peu épaissie. Congestion intra lobulaire intense, hyperleucocytose intra-vasculaire. Dégénérescence graisseuse très marquée des cellules, étendue à tout le lobule, mais particulièrement intense dans la zone péri-sus-hépatique. Altérations nucléaires (karyolyse, perte de colorabilité).

Obs. III. — Chr. Maurice, 6 ans, mort au onzième jour de diphtérie hypertoxique avec croup (b. diphtérique et streptocoque). Même aspect macroscopique. Histologiquement, accumulation considérable de lymphocytes et mononucléaires groupés en amas au voisinage des vaisseaux, souvent aussi autour des canalicules biliaires. Lésions du lobule analogues à celles de l'observation II mais avec prédominance périportale de la dégénérescence graisseuse. Pas de lésions des parois vasculaires.

Obs. IV. Ch. Juliette, 6 ans 1/2, mort au treizième jour de diphtérie hypertoxique (B. moyen) de myocardite. Foie gros congestionné. Congestion péri et intra-lobulaire intense. Pas d'infiltration leucocytaire. Prédominance de la congestion dans la zone centrale du lobule, avec dislocation des travées. Dégénérescence graisseuse surtout centrolobulaire. Pas de lésions des parois vasculaires.

Obs. V. — M. Paul, 3 mois. Diphtérie nasale et cutanée (B. long et cocci). Foie gras, mou, pâle, présentant de larges taches blanc jaunâtre. Légère infiltration leucocytaire des espaces portes. Congestion péri et intralobulaire. Nombreuses cellules en dégénérescence graisseuse, tuméfaction trouble; dans quelques cellules on trouve 2 noyaux.

Obs. VI. — D. Marcel, mort au sixième jour d'une diphtérie hypertoxique, (trachéotomie). Foie gros, violacé, saignant à la coupe. Infiltration diffuse, très marquée, de lymphocytes et mononucléaires, au niveau des espaces portes, envahissant les fissures de Kiernan élargies, tuméfaction des cellules conjonctives. Léger degré de périphlébite-porte et sus-hépatique. Congestion intense, hyperleucocytose intra-vasculaire. Dégénérescence graisseuse discrète, limitée à un petit nombre de cellules. Dans quelques lobules, on trouve des nodules lymphatiques formés surtout de polynucléaires, en contact avec des cellules hépatiques altérées. Ce malade avait présenté un léger degré de glycosurie alimentaire.

Obs. VII. — Pél... angine diphtérique. Lésions cellulaires

peu intenses, légère dégénérescence granulo-graisseuse, périphlébite porte et sus-hépatique. Congestion. Infiltration leucocytaire discrète.

Obs. VIII. — C... 5 ans, Lésions assez analogues mais pas d'altérations des parois vasculaires.

Obs. IX. — Ch. Suzanne, 4 ans 1/2, mort de myocardite au quatorzième jour d'une angine hypertoxique (B. long et cocci). Foie tuméfié, violacé, fortement congestionné. Pas d'infiltration leucocytaire. Congestion très intense. Dégénérescence graisseuse très marquée des cellules hépatiques. Hydropisie de quelques-unes, noyaux en karyolyse.

Obs. X. — L. Lucien, peu d'altérations cellulaires. Congestion marquée. Infiltration leucocytaire des espaces-portes très accusée.

Obs. XI. — Bras... mêmes lésions au niveau des espaces-portes, s'étendant dans les espaces-portes et entre les travées hépatiques voisines. Dégénérescence graisseuse surtout péri-portale et péri-sus-hépatique. A la partie moyenne, la plupart des cellules sont peu altérées, les lésions sont limitées à quelques groupes cellulaires : entre ces éléments dégénérés on trouve des leucocytes mono et surtout polynucléaires. Autour de la veine sus-hépatique, quelques cellules sont atteintes de dégénérescence vitreuse. Beaucoup de noyaux sont altérés. (L'expérience de Colrat avait été négative chez ce malade).

Obs. XII. — Bier... 4 ans. Mêmes lésions des espaces-portes. Dislocations des travées du centre du lobule. Congestion, tuméfaction des cellules endothéliales, hyperleucocytose intra-vasculaire. Dégénérescence granulo-graisseuse très marquée.

Obs. XIII. — Ch. 6 ans. Les leucocytes (lymphocytes et mononucléaires) sont groupés en amas autour des vaisseaux de l'espace-porte. Tuméfaction des cellules conjonctives ; élargissement des fissures de Kiernan, infiltrées de noyaux. Congestion, hyperleucocytose intra-vasculaire. Cellules hépatiques peu altérées. Tuméfaction trouble. Dégénérescence granulo-graisseuse de quelques cellules.

Obs. XIV. — Ch... Même lésions des espaces-portes. Dégénérescence vésiculo-graisseuse de la plupart des cellules, altérations nucléaires mais peu étendues. Congestion intense.

Obs. XV. — Del... 6 ans. Lésions très analogues. Dégénérescence vitreuse de quelques cellules au centre du lobule.

Obs. XVI. — Fod... Infiltration leucocytaire peu marquée. Congestion, dislocation des travées au centre du lobule. Dégénérescence graisseuse et vitreuse des cellules. Ces lésions sont maxima dans la zone péri-sus-hépatique. Altérations profondes des noyaux. Dans certaines cellules, le noyau a complètement disparu.

Obs. XVII. — V... 7 ans. Espaces-portes sensiblement normaux. Dégénérescence graisseuse intense des cellules hépatiques, à prédominance péri-sus-hépatique.

Obs. XVIII. — Bosq..., Endopériphlébite porte et sus-hépatique, pas de lésions du tissu conjonctif des espaces portes. Dégénérescence graisseuse des cellules hépatiques, surtout portale et périsushépatique.

Obs. XIX. — Fi. Infiltration leucocytaire très marquée, diffuse au niveau des espaces portes, s'étendant aux fissures de Kiernan. Dans quelques lobules on trouve des amas lymphocytaires autour de la veine sus-hépatique. Congestion à prédominance périsushépatique. Dégénérescence graisseuse des cellules hépatiques, surtout marquée au voisinage des espaces portes.

Obs. XX. — D. Jean. Lésions très analogues.

Obs. XXI. — N. Gizelle. Lésions très analogues ; mais dans

ces 2 observations (XX et XXI) on ne trouve pas de leucocytes autour des veines sus-hépatiques.

Obs. XXII. — Burj.... Lésions très analogues dans leur ensemble. Mais la dégénérescence graisseuse est beaucoup plus accusée, envahissant toute l'étendue du lobule, frappant toutes les cellules à des degrés plus ou moins marqués.

Obs. XXIII. — Guér.... Lésions analogues de la trame conjonctive. Altérations cellulaires peu accusées, se bornant à un léger degré de dégénérescence granulo-graisseuse.

Obs. XXIV. — Man.... Mêmes lésions des espaces portes. Dégénérescence graisseuse très marquée et diffuse des cellules hépatiques.

Obs. XXV. — Dugl.... Diphtérie secondaire à la scarlatine. Endopériartérite, périphlébite porte et sus hépatique. Leucocytes mononucléaires et lymphocytes groupés en amas autour des vaisseaux portes et des canalicules biliaires. Elargissement des fissures de Kiernan infiltrées de cellules rondes. Congestion péri et intra-lobulaire très accusée, hyperleucocytose intravasculaire (surtout polynucléaires). Altérations cellulaires très intenses : dégénérescence graisseuse et vitreuse irrégulièrement disséminée dans le lobule. L'épreuve de la glycosurie alimentaire avait été négative.

Obs. XXVI. — Meun. Infiltration leucocytaire discrète, Dislocation des travées centra-lobulaires. Lésions cellulaires peu intenses à la périphérie du lobule. Au centre dégénérescence graisseuse ; état hydropique de quelques cellules ; d'autres sont en dégénérescence vitreuse.

Obs. XXVII. — Th. Louis, 5 ans, mort au 13e jour d'une angine diphtérique intense (B. long) avec intoxication profonde Les urines contenaient la quantité énorme de 52 grammes d'albumine par litre ; l'observation détaillée et l'examen histologique du rein sont rapportés dans la thèse de Fr. Michaut : « Des albuminuries massives dans la diphtérie ». Les espaces portes sont peu altérés ; on voit seulement au niveau de quelques-uns un petit nombre de lymphocytes. La congestion n'est pas très intense. Parois vasculaires intactes. Dégénérescence vésiculo-graisseuse des cellules hépatiques, intense, frappant la plupart des éléments. Beaucoup de cellules contiennent encore un noyau peu altéré ; dans d'autres le noyau est déformé, comme atrophié, réduit à l'état d'une tache fortement colorée où l'on ne distingue plus le réseau chromatique. Certains noyaux sont vesiculeux clairs, seul le nucléole se reconnait ; enfin d'autres ont disparu ou ne se distinguent plus que vaguement.

Obs. XXVIII. — V. Suzanne, 7 ans, morte au 18e jour d'une diphtérie hypertoxique (b. moyen), de myocardite. Epreuve de la glycosurie alimentaire négative. Epreuve de Sahli positive. Foie un peu gros congestionné présentant sur une coupe un aspect foie muscade. Infiltration leucocytaire des espaces portes, d'intensité moyenne. Tuméfaction des cellules conjonctives, élargissement des fissures de Kiernan envahies par le leucocytes. Congestion intense surtout périsushépatique. Pas de lésions des canaux biliaires ni des vaisseaux. Au niveau de la plupart des lobules, on observe un aspect spécial, à un faible grossissement : le centre tranche sur la périphérie du lobule par sa teinte pâle, l'intensité des lésions congestives, l'abondance des leucocytes. A ce niveau les travées hépatiques sont sinueuses, il y a une véritable dislocation. A un plus fort grossissement on constate que les cellules de la périphérie sont granuleuses, chargées de granulations graisseuses fines. Les noyaux sont peu altérés, Dans la zone périsushépatique, les lésions sont beaucoup plus profondes. Les contours des cellules sont irréguliers, les éléments rétractés, atrophiés. Le cytoplasma présente un aspect homogène, comme vitreux, se colore faiblement. Les noyaux sont très altérés. Certains éléments sont réduits à l'état de blocs amorphes, vitreux, le noyau faiblement teinté se distingue difficilement ou a disparu.

Entre ces cellules on trouve dans les capillaires de nombreux leucocytes ; d'autres issus par diapédèse s'insinuent entre les cellules hépatiques ; ces foyers leucocytaires sont constitués surtout par des polynucléaires.

Obs. XXIX. — B. Henriette, 11 ans. Mort au 14e jour de myocardite au cours d'une diphtérie toxique (bacilles moyens). Le foie est gros, congestionné, marbré de taches blanches. Infiltration lymphocytaire des espaces portes, tuméfaction des cellules conjonctives. Congestion intense, surtout périsushépatique, leucocytose intravasculaire. Même disposition des lésions cellulaires que dans l'observation précédente : à la périphérie du lobule, légère dégénérescence granulo-graisseuse, au centre dégénérescence vitreuse, nécrose de coagulation, dislocation des travées hépatiques, accumulation de leucocytes polynucléaires entre les cellules.

CONCLUSIONS

1° Le foie ne paraît pas exercer d'action d'arrêt sur la toxine diphtérique ;

2° Le foie dans la diphtérie présente des lésions constantes, souvent profondes : infiltration lymphocytaire des espaces portes et des fissures de Kiernan, avec tuméfaction des cellules conjonctives ; congestion intra et périlobulaire, hyperleucocytose intravasculaire ; assez rarement endo et périvascularite ; dislocation des travées hépatiques, altérations dégénératives des cellules (tuméfaction trouble, dégénérescences vitreuse et graisseuse), karyolyse, nécrose de coagulation ;

3° Les lésions sont le plus souvent latentes en clinique ;

4° Il ne semble pas que la diphtérie joue un rôle important dans l'étiologie des cirrhoses ; peut-être peut-elle laisser à sa suite une certaine « fragilité » de la cellule hépatique amoindrissant sa résistance aux infections et intoxications ultérieures.

BIBLIOGRAPHIE

ABBOT and GRISKEY. — A contribution to the pathol. of experimental diphteria etc... (*Bul. of the John's Hopkin's Hospital*, 1893).

ALY-BEY IBRAHIM.—Sur l'atrophie jaune aiguë et la régénération hépatique (*Münch. Med. Wochenschr.*, 14 et 21 mai 1901).

BABÈS. — *Annales de l'Institut de path. et bactériol.* de Bucharest, 1888-89-1891.

— *Arch. f. path. Anat. und physiol.*, 1890, Heft 3. Congrès international de Berlin, août 1890.

L. BALDISSARI. — Ueber die Wirkung der diphterietoxin auf den Zellkern (*Centralbl. f. allgemeine pathol.*, p. 265. 1896).

BALTHAZARD. — Les lécithines du foie à l'état normal et pathologique (*Société de biologie*, 26 octobre 1901).

OTTONE BARBACCI. — Sulle fini alterazioni della milza... e del fegato nell'infeccione difterica *Lo Sperimentale*, 1895, fasc. IV.

— Ueber die feinere histol. Alterationen der Milz... und der Leber bei der diphterie Infection. *Centralbl. für allgem. pathol.*, 1896, p. 321.

BARBIER. — *Soc. méd. des hôp.* 1897.

— Man. de méd., Debove et Achard, t. IX, p. 115.

BEAU VERDENEY. — Etude critique sur l'endocardite dans la diphtérie, *Th.*, Paris. 1874.

BECKER. — Ueber einen unter dem Bilde des Icterus gravis verlaufenden Fall von acuter tœdlichen diphter allgemeininfection (*Berlin. Klin. Wochenschr.*, 26 juillet et 2 août 1880).

BEHRING. — *Deutsch. Med. Wochenschr.*, 1880, p. 1145.

BIANCHI MARIOTTI. — La toxicité des urines dans la diphtérie (*Il morgagni.* nº 6).

BIZZORERO. — Beitrage zur pathol. Anat. der diphteritis (*Medic. Jahrbücher*, 1876).

— *Croup e difterite*, Torino, 1875.

BOULLOCHE. — *Manuel Debove et Achard*, t. V, p. 101.

BOURGE. — *La diphtérie.* Biblioth. Charcot-Debove.

BRICHETEAU. — *Revue de thérapeut. méd. et chirurgicale*, 1862.

CAHN. — Gastritis diphterica mit acuter Gelberatrophie (*Deutsche arch. f. Klin. Med.*, Bd XXXIX, 1884).

CHANTEMESSE et PODWYSOTSKY. — *Les processus généraux*, Paris. 1901.

CHAUFFARD. — Formes cliniques des cirrhoses du foie. Congrès international de Moscou, août 1897.

CLAUDE. — Lésions du foie et des reins par certaines toxines (*Th.*, Paris, 1897).

COMBA. — Un cas de dégén. amyloïde ayant évolué rapidedement au cours d'une diphtérie grave. *Sperimentale*, LV, 3, analyse in *Sem. méd.*, 16 octobre 1901.

COURMONT, DOYON et PAVIOT. — Lésions hépatiques engendrées chez le chien par la toxine diphtérique (*C. R. de la Société de biologie*, 27 juillet 1895, p. 610).

CUOGHI COSTANTINI. — *Policlinico*, 1er juin 1898.

DMITRIEVSKI. — Influence des injections de toxines sur l'élimination de l'azote, etc... (*Archives de pharmacodynamie*, 1901, t. VIII, p. 151).

DUBIEF et BRUHL. — Note sur une altération des cellules hépatiques dans la diphtérie expérimentale. *Soc. de biol.*, 21 février 1891.

W. EDWARDS. — *Archiv. of pediatrics*, juillet 1890.

BL. EDWARDS. — Des cirrhoses hépatiques de l'Enfance (*Progrès Médical*, 10 janvier 1891).

FROSCH. — *Zeitschrift für Hygiene*, 1893.

GASTOU. — Le foie infectieux, *Th.*, Paris, 1893.

J. GIRARD et G. GUILLAIN. — Le pancréas dans la diphtérie (*Soc. de biol.*, 30 juin 1900.

R. GUAITA. — La diftérite... *Lo Sperimentale*, 1882, p. 3.

HANOT. — Notes sur les lésions du foie infectieux (*C. R. de la Soc. de biol.*, 6 mai, 17 juin, 15 juillet 1893).

KATZENSTEIN. — Ueber Secundære veränderungen der Organe bei Rachendiphterie (*Münch. Med. Abhandl*, I, 22 — 1895).

KHABAS. — Etat des cellules de Kuppfer et de l'endothélium des capillaires hépatiques dans la stéatose du foie (*Thèse*, Saint-Petersburg, 1897).

J. KLITINÉ. — Lésions anat. pathol. des organes parenchymateux au cours de la diphtérie expérimentale (*Archives des Sciences biologiques de Saint-Pétersbourg*, VIII. 1901-1902, p. 103).

KOLISKO et PALTAUF. — *Wiener Klin. Wochenschr.* 1889.

LABADIE-LAGRAVE. — *Th.*, Paris, 1880.

LAPICQUE. — Toxine diphtérique et foie (*C. R. de la Soc. de biol.*, 7 mars 1896).

LAURE. — Lésions histol. du foie dans les maladies infectieuses. Leur rôle étiologique dans les cirrhoses de l'enfance (*Soc. de biol.*, 29 mai 1886).

LAURE et HONORAT. — *Revue mensuelle des maladies de l'enfance*, mars 1887. Etude sur la cirrhose infantile.

LOEFFLER. — *Mittheilung aus dem Kaiserl. Gesundheits*, 1884, p. 421, et *Gesellschaft der Berlin. Aerzte*, 1881, p. 21.

LUKJANOW. — *Eléments de Pathol. cellulaire générale*, Paris 1895.

LUSCH. — Recherches expérimentales sur le glycogène dans les maladies infectieuses. *Policlinico*, n° 6.

MARCUSE B. — Ueber Lymphome bei Infections Krankheiten (*Virchow's Archiv*, Bd 160-1900, p. 186).

MARENGHI GIOVANNI. — *Centralbl. f. bacteriol.*, 1897, p. 256.

E. MEDER. — Ueber acute Leberatrophie mit besonderer Berücksichtigung der dabei beobachten Regenerationserscheinungen (*Beitrage f. pathol. anat.* 1895, p. 144).

MÉTIN. — *Ann. de l'Institut Pasteur*, 25 sept. 1898.

EGAS MONIS. — Alterações anatomo-pathologicas n'a diphteria (*Coimbra medica*, 1900).

MOREL. — *Th.*, Paris, 1891.

ODDO. — *Traité des malad. de l'enfance*, Grancher Comby, t, III, p. 179.

ŒRTEL. — *Deutsche Archiv. für Klin. Med.*, 1871.

— *Die pathogenese der epidem. diphterie, etc...* München, 1887.

ORMEROD. — On diphteria as observed at Brighton (*The Lancet*, 1861).

PALMER HOWARD. — *Americ. Journal of med. sciences*, octobre 1887.

PIDANCET. — *Th.*, Paris, 1897.

POPESCO. — *Th.*, Bucharest, 1894.

RÉNON. — Recherches expérimentales sur les intoxications successives par toxines minérales et toxines microbiennes (*C. R. de la Société de biologie*, 12 décembre 1897).

RICHARDIÈRE. — *Société méd. des Hôpitaux*, 1897-1898.

ROGER et WEILL. — Notes sur les nodules infectieux du foie dans la variole (*Société de Biologie*, 3 nov. 1900).

ROGER. — *Th.* Paris, 1887-88.

ROGER et GARNIER. — Etat du foie dans l'érysipèle, *Rev. de méd.*, février 1901.

— Etat du foie dans la scarlatine, *Rev. de méd.*, mars 1900.

ROUX et YERSIN. — *Annales de l'Institut Pasteur*, 1888, p. 629, 1889, p. 273, 1890, p. 385.

SEVESTRE et MARTIN. — Article Diphtérie in *Traité des maladies de l'enfance*, Grancher-Comby, t. I.

SIREDEY. — Altérations du foie dans les maladies infectieuses, *Rev. de méd.*, 1886.

THÉOHARI. — Structure fine des cellules glandulaires à l'état pathologique (*Th.* Paris, 1900).

P. TEISSIER et GUINARD. — Foie infectieux par injection veineuse de toxines microbiennes. (*Lyon médical*, 8 septembre 1895 et *Société de Biologie*, 27 juillet 1895.)

— Recherches expérimentales sur les effets des toxines microbiennes (*Archives de méd. expérimentale*, 1897, p. 995).

P. TEISSIER. — Rapport au Congrès de Bordeaux, août 1895.

— Recherches sur la valeur antitoxique in vitro du glycogène hépatique, *Soc. de Biologie*, 29 décembre 1900.

— De l'action in vitro du glycogène hépatique à l'égard des agents habituels de l'infection du foie (*Journal de physiol. et de pathol. générale*, mai 1901, p. 453.)

WAGNER. — Beitrag zür pathol. Anat. des Scharlachs (*Arch. der Heilkunde*, Leipzig, Bd 8, p. 262).

WELCH et FLEXNER. — The histologic. changes in experimental diphteritis. (*Bullet. of the John's Hopkin's Hospital*, n° 20, 1892 et 1893).

WRIGHT. — *Boston med. and Surg. Journal*, novembre 1894.

ZAHN. — *Beitræge zür pathologischen histologie der diphteritis*, Leipzig, 1878.

IMPRIMERIE F. DEVERDUN, BUZANÇAIS (INDRE).

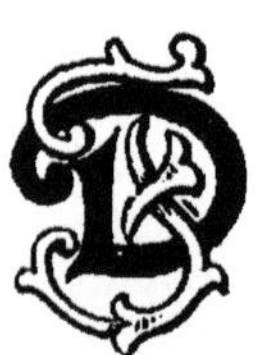

BUZANÇAIS (INDRE), IMPRIMERIE F. DEVERDUN.

www.ingramcontent.com/pod-product-compliance
Ingram Content Group UK Ltd.
Pitfield, Milton Keynes, MK11 3LW, UK
UKHW020212200726
13856UKWH00004B/1350

9 782013 557221